MEMENTO

DES

INFIRMIERS & BRANCARDIERS RÉGIMENTAIRES

OU

NOTES SUR LES MÉDICAMENTS

CONTENUS DANS LES SACS ET SACOCHES D'AMBULANCES,
LES CANTINES MÉDICALES ET PANIERS DE RÉSERVE
AINSI QUE CEUX EN USAGE DANS LES INFIRMERIES RÉGIMENTAIRES

Complété par

UN FORMULAIRE DES PRÉPARATIONS LES PLUS USUELLES
DES NOTIONS SOMMAIRES SUR LA PRÉPARATION DES TISANES
ET UN PETIT LEXIQUE
DES MOTS TECHNIQUES EMPLOYÉS DANS LE TEXTE

PAR ***

Ancien Étudiant à la Faculté de Lyon

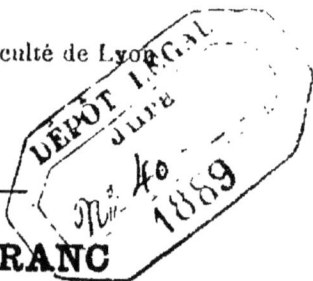

PRIX : 1 FRANC

CONSTANT VERPILLAT, IMPRIMEUR-ÉDITEUR
à LONS-LE-SAUNIER (Jura)

MÉMENTO

DES

INFIRMIERS & BRANCARDIERS RÉGIMENTAIRES

OU

NOTES SUR LES MÉDICAMENTS

CONTENUS DANS LES SACS ET SACOCHES D'AMBULANCES,
LES CANTINES MÉDICALES ET PANIERS DE RÉSERVE
AINSI QUE CEUX EN USAGE DANS LES INFIRMERIES RÉGIMENTAIRES

Complété par

UN FORMULAIRE DES PRÉPARATIONS LES PLUS USUELLES
DES NOTIONS SOMMAIRES SUR LA PRÉPARATION DES TISANES
ET UN PETIT LEXIQUE
DES MOTS TECHNIQUES EMPLOYÉS DANS LE TEXTE

PAR ***

Ancien Étudiant à la Faculté de Lyon

PRIX : 1 FRANC

CONSTANT VERPILLAT, IMPRIMEUR-ÉDITEUR
à LONS-LE-SAUNIER (Jura)

priétés des produits médicamenteux qu'il a sous la main, les doses qu'il ne peut dépasser impunément et enfin qu'il sache bien que la manipulation de certains agents thérapeutiques sort de sa compétence et que ceux-ci ne peuvent être administrés que par ses chefs, les Médecins.

Nous avons été bref et à dessein. L'origine des médicaments est bonne à se rappeler, mais il était inutile d'entrer dans des descriptions techniques qui surchargent la mémoire sans profit. Nous n'avons pas insisté non plus sur les propriétés de chaque substance car il importe que l'infirmier n'oublie pas ceci: « *Qu'il ne doit pas modifier les prescriptions faites, mais seulement exécuter les ordres qui lui sont donnés; qu'il n'a ni qualité pour prescrire lui-même, ni assez de science pour juger de l'opportunité qu'il peut y avoir à soumettre un malade à tel ou tel traitement* », surtout quand il s'agit d'administration *interne*.

Dans le texte de ce « Memento » nous avons inséré la composition des sacs, sacoches, cantines, paniers, etc. Il importe en effet de répondre vite et bien quand l'urgence sollicite un secours; il faut bien connaître où se trouve chaque substance et la quantité exacte dont on dispose, afin de pourvoir aisément aux demandes des Médecins, et tenir constamment en parfait état le matériel de mobilisation.

Si quelques erreurs, sont par là même évitées, si l'infirmier trouve dans cette brochure un aide-mémoire qui lui facilite le jeu de son rôle, le seconde dans les cas d'embarras, nous aurons été compris.

MEMENTO

MÉDICAMENTS, MATIÈRES & OBJETS

faisant partie des approvisionnements

DU SERVICE DE SANTÉ DE L'ARMÉE

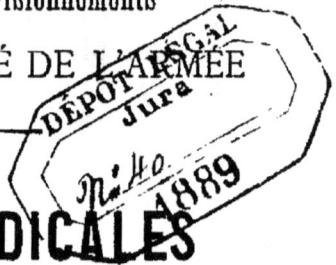

CANTINES MÉDICALES

CANTINE N° 1

Elle est divisée en trois plans : l'un *supérieur* et contenant trois casiers ; l'autre *intermédiaire* formant deux cases ; le troisième, *inférieur*, formant aussi deux cases inégales,

Plan supérieur

Case de droite		
Feuilles de papier sinapisé	50	
Aiguilles dans un étui	20	
Ruban de fil	125 gr.	
Solution phéniquée à parties égales en volume	2 flacons	
Solution de sublimé au dixième	2 flacons	

Case du milieu		
Alcool de camphre concentré (2 flacons)	400 gr.	
Sous-azotate de Bismuth	200 »	
Mélange pour vin cordial	155 »	
Perchlorure de fer	200 »	
Sublimé corrosif (4 flacons)	100 »	
Chloroforme	150 »	
Sulfate d'alumine (alun pulvérisé)	100 »	
Ammoniaque liquide	100 »	
Glycérine	100 »	
Collodion	100 »	
Ether sulfurique alcoolisé	100 »	
Acétate de plomb cristallisé	100 »	
Pilules de sulfate de quinine en 5 étuis	500 pil.	
Iodoforme	200 gr.	

Case du milieu (*suite.*)		
Pilules d'extrait d'opium de 5. centigr.	240 pil.	
Ipecacuanha en paquets de 1 gramme.	50 paq.	
Protochlorure de mercure ou calomel en paquets de 1 gramm.	25	»
Emétique (Tartrate d'antimoine), en paquets de 1 décigramme........	100 paq.	
Flacon vide en réserve.	Un	

Case de gauche		
Feuilles de thé hyswen (en 2 boîtes) ...	200 gr.	
Amadou ou agaric amadouvier	50	»
Cire jaune........................ ..	50	»
Sulfate de magnésie........	500	»
Ficelle fine	100	»
Bougies (8 au paquet).............	Un paquet	
Cuvette à pansement...............	Une	
Gobelets de 30 centilitres..........	Deux	
Pots à tisane à queue mobile.......	Deux	
Spatule à grains d'émétique........	Une	
Cataplasme Lelièvre	60 feuilles	

Plan intermédiaire

A droite		
Bandages de corps.................	10	
Bandages triangulaires	3	
Echarpes	6	
Suspensoirs.....................	2	
Petit linge à pansement	1300 gr.	

A gauche		
Bandes roulées....................	1100	»
Petit linge à pansement fenêtré	600	»
Coton cardé n° 1 comprimé........	1500	»

En vrac		
Gaze à pansement.................	10 mèt.	
Diachylum en 2 étuis..............	4	»
Percaline agglutinative (en bandes de 1 mètre)......	6 bandes	
Fil à coudre.....................	75 gr.	

Plan inférieur

Case de droite formant appareil		
Eponges fines ordinaires	8 gr.	
Acide acétique concentré	30	»
Perchlorure de fer liquide	30	»
Alcoolé d'extrait d'opium	30	»
Nitrate d'argent fondu (pierre infernale)	5	»
Vaseline (dans la boîte carrée)	250	»
Bandes roulées	1100	»
Petit linge à pansement ordinaire....	900	»
id. fenêtré......	100	»
Charpie.........................	40	»
Seringue à pist. à doub. parachute, gr^de.	Une	
Seringue à piston, petite	Une	
Epingles...........................	500	
Ventouses en verre................	3	
Eprouvette graduée de 20 cent. cubes.	Une	

CANTINE N° 2

Elle est séparée en deux étages : un plan *supérieur* unique et un plan *inférieur* divisé en trois compartiments.

Plan supérieur

Plan supérieur		
Bandes roulées......................	800	gr.
G^d linge à pansement (dont 5 écharpes)	1800	»
Petit linge à pansement ordinaire....	3000	»
Coton cardé n° 1 comprimé........ ..	500	»
Ruban de fil	125	»
Bandage à fracture pour la jambe....	Un	
Attelles en bois articulées pour fracture de la cuisse	Deux	
Attelles palettes (pour la main),.....	Deux	
Attelles conjuguées du bras..	Quatre	
en fil de fer de l'avant-bras	Quatre	
pour fractures de la jambe...	Quatre	
Gouttières en fil de fer pour la jambe	Deux	
id. pour la cuisse	Deux	
Lanterne avec réflecteur et souche ..	Une	

Plan inférieur

Case de droite	Petit linge à pansement ordinaire...	2500	gr.
	Charpie antiseptique comprimée	3000	»

Case de gauche	Bandes roulées	7000	gr.

CARTOUCHIÈRES MÉDICALES

CARTOUCHIÈRE N° 1

Compartiment de gauche	Ether sulfurique..................	10 gr.
	Sulfate de quinine... 20 pilules de 10 centigr.	
	Extrait d'opium...... 10 id. 5 id.	
	Amadou.........................	10 gr.
	Bouchon en liège	Un

Compartiment du milieu	Perchlorure de fer	10 gr.
	Chloroforme	10 »
	Ipéca en paquets de 1 gram........ 6 paquets.	
	Chlorate de potasse (en paq. de 4 gr.) 2 »	

Au dessus des deux compartiments contre la paroi de la cartouchière qui porte trois encoches :

Sparadrap de diachylum.................... 50 centimètres.

Compartiment de droite	Solution d'acide phénique (1) à 50 0/0	25 gr.
	Emétique (paquets de 5 centigr)....	10 paquets
	Alun pulvérisé (paq. de 2 gram.)...	4 »

(1) 80 gouttes de solution renferment un gramme d'acide phénique.
La solution entière sert à faire un demi litre d'eau phéniquée à 2 1/2 0/0.

CARTOUCHIÈRE N° 2

Compartiment de gauche	Ammoniaque......................	10 gr.
	Sous-nitrate de bismuth (paquets de 2 grammes)........................	10 paquets
	Iodoforme........................	20 gr·
	Aiguilles........................	4
	Epingles........................	20

Compartiment du milieu	Alcoolé d'opium..................	10 gr.
	Vaseline........................	20 »
	Fil à coudre.,...................	3 »

Compartiment de droite	Alcoolé d'iode..................	10 gr.
	Cire jaune	5 »
	Eponges fines...................	5 »
	Bouchons de liége...............	2

Au dessus des 3 compartiments, contre la paroi de la cartouchière qui présente trois encoches :

Baudruche gommée............................. 1 mètre

REMARQUE. — Dans la cartouchière n° 2 du caporal d'infirmerie on fera entrer la clef de Garengeot. Le manche remplacera le flacon d'alcoolé d'iode ; trois crochets sont placés sous le pot de vaseline, le corps de la clef muni de son 4e crochet sera substitué à la baudruche.

ÉTUI A ATTELLES

1° Trois lacs en treillis avec boucles.
2° Une bande de grand linge à pansement 1 m. 45 sur 0,95.
3° Deux attelles en bois (bras et avant-bras).
4° Quatre attelles en bois munies d'une gaîne et pouvant s'articuler entre elles et avec les précédentes.
5° Une série de deux attelles en fil de fer pour sac d'ambulance.

— Plier la bande de grand linge en trois parties dans le sens de sa longueur. Former un paquet des attelles en bois et en fil de fer et les enrouler en serrant fortement dans la bande de grand linge. Maintenir le paquet au moyen des trois lacs.

MUSETTES A PANSEMENT

Bandes roulées assorties..........................	450 gr
Grand linge à pansement........................	230 »
Petit linge à pansement ordinaire.................	500 »
Charpie antiseptique comprimée.................	100 »
Ruban de fil	40 »
Pelotte compressive de Larrey	Une
Lac en treillis pour ladite pelote	Un
Epingles..	25

PANIERS DE RÉSERVE

PANIER Nº 1

Dans la caisse en bois (Boîte nº 9).	Eponges fines ordinaires...........	10 gr.
	Sulfate de potasse et d'alumine (alun)	200 »
	Sous azotate de bismuth	200 »
	Glycérine	250 »
	Sulfate de magnésie	1000 »
	Alcoolé de camphre concentré... ...	400 »
	Collodion	100 »
	Glyzine (Glycyrrhizine de Roussin)...	200 »
	Poudre d'Ipecacuanha............. .	250 gr.
	Cataplasme Lelièvre............	60 feuilles
	Papier sinapisé	50 feuilles
	Sparadrap de diachylum (en 4 étuis..	8 mèt.

Dans le panier	Grand linge à pansement	5,000 gr.	Bandages carrés...	10
			triangulaires	20
			Echarpes.......	10
			Draps......... 1900 gr	
	Petit linge à pansement		10 kil.	
	Charpie antiseptique comprimée....		2000 gr.	
	Coton cardé nº 1 comprimé		2000 »	
	Fil à coudre		75 »	
	Ruban de fil		250 »	
	Epingles.........................		500	

PANIER Nº 2.

Dans le panier	Coussins matelassés pour gouttières de la jambe................................	6
	Coussins matelassés pour gouttières de la cuisse	6

	Serviettes de toile pour la toilette......	2
	Torchons	2
	Pelotes compressives de Larrey	4
	Attelles en bois pour fractures du bras .	15
	id. id. de la jambe	6
	Attelles en bois articulées pour fracture	
	de la cuisse	6
Dans	Gouttières en fil de fer pour la jambe ..	6
le panier nº 2	id. id. pour la cuisse ..	6
(suite)	Lacs en treillis avec boucles pour appa-	
	reils à fractures...........	24
	Lanterne pour brancardiers...........	Une
	Musettes à pansement vides	4
	Carnet de diagnostic..................	Un
	Fiches de diagnostic rouges-blanches et	
	blanches ....•............	250
	Bouteilles à eau-de-vie................	2

ROULEAUX DE SECOURS

Peignoir et bonnet en molleton	Un
Serge servant de frottoir	Un
Gant en crin noir	Un

Un exemplaire de l'instruction sur les secours à donner aux
noyés et asphyxiés.

SACS D'AMBULANCE

	Attelle en bois pour fracture du bras...	Une
	— — — de l'avant-bras	Une
Dans la	Attelles en bois articulées pour fractures	
poche en toile	de la jambe........................	Deux
	Attelles en fil de fer avec rubans (5 mètres)	
	série de 4 attelles	Une

	Bandes roulées.................	730 gramm.	
	Grand linge à pansement (dont 1 ban-		
	dage de corps).................	165	—
Dans	Petit linge à pansement,........	570	—
les cases	Charpie antiseptique (1).........	300	—
	Coton cardé nº 1...............	200	—
	Boîte d'instruments de chirurgie..	Une	
	Daviers droit et courbe pour l'avul-		
	sion des dents...............	Deux	

(1) La Charpie antiseptique est enveloppée dans du papier parcheminé.
Ce papier est rouge pour la charpie au sublimé, blanc pour la charpie phéniquée et bleu pour la charpie boriquée.
    Cette observation s'applique bien entendu à toute la Charpie antiseptique
faisant partie du matériel du service de santé.

Dans le compartiment intermédiaire	Agaric amadouvier (Amadou)	25 gramm.
	Cire jaune	6 —
	Eponges fines ordinaires.........	5 —
	Emétique (en paquets de 10 centigr.)	100 paquets
	Vaseline blonde, dans le pot à onguent)	80 gramm.
	Fil à coudre.....................	10 —
	Bouchons de liège, en réserve....	14
	Pot à onguent à couvercle vissé...	Un
	Lampe à alcool (dans le gobelet)..	Une
	Gobelet à patte mobile...........	Une
	Aiguilles dans un étui	Six
	Allumettes amorphes.............	Une boîte

Dans la boîte à compartiment fermant à touret	Ammoniaque liquide ou alcali. ..	30 gramm.
	Chloroforme.....................	40 —
	Perchlorure de fer	50 —
	Alcoolé de camphre concentré	120 —
	Ether sulfurique alcoolisé	30 —
	Vin d'opium ou Laudanum	30 —
	Flacon vide en réserve	Un
	Tire-bouchon articulé...........	Un
	Bougies........................	Deux

SACOCHES D'AMBULANCES

SACOCHE DE DROITE

Dans la poche en cuir	Attelles en bois articulées pour fractures de la jambe........................	2

Dans la gaîne: Boite en fer-blanc à compartiments contenant :	Ammoniaque liquide ou alcali. ..	30 gramm.
	Chloroforme.....................	40 —
	Perchlorure de fer.	50 —
	Ether sulfurique alcoolisé.......	30 —
	Laudanum ou vin d'opium composé	30 —
	Alcoolé de camphre concentré...	120 —
	Agaric amadouvier (Amadou)....	25 gramm.
	Cire jaune.....................	6 —
	Eponges fines..................	5 —
	Fil à coudre	10 —
	Flacon vide en réserve..........	Un
	Emétique, en paquets de 10 centigr.	100 paquets
	Bouchons en liège, petits....-...	14
	Pot à onguent pour 80 gr. vaseline	Un
	Lampe à alcool (dans le gobelet à patte mobile...................	Une
	Gobelet à patte mobile et couvercle formant bougeoir	Un
	Tire-Bouchon articulé..........	Un
	Etui contenant 6 aiguilles.... ...	Un
	Allumettes amorphe (boîte de 50)	Une
	Bougies........................	Deux

Dans les cases	Bandes roulés....................	730 gramm.
	Grand linge (dont 1 bande de corps)	165 —
	Petit linge à pansement.........	570 —

SACOCHE DE GAUCHE

Dans la poche en cuir	Attelle en bois pour fracture du bras....	Une
	— — — de l'avant-bras	Une
Dans la gaîne	Boîte d'instruments de chirurgie nº 23..	Une
	Attelles en fil de fer avec rubans	
	Série de quatre attelles............	Une
Dans les cases	Charpie antiseptique comprimée......	300 gr.
	Coton cardé nº 1........	200 »
	Daviers courbe et droit pour l'avulsion	
	des dents.......................	Deux

TIROIR A PANSEMENT

1er Compartiment	2 bandes de coton en tissu fin, de 3 mètres de longueur et 0,04 de largeur.
2e Compartiment	2 bandes de coton en tissu fin de 0,04 de largeur et 3 mètres de longueur.
3e Compartiment	2 bandes de toile assorties
4e Compartiment	1 compresse en toile (grande)....... 50 gr.
5e Compartiment	1 compresse moyenne en gaze bichlorurée 2 compresses moyennes en gaze ordinaire 1 compresse petite en toile
6e Compartiment	Coton cardé comprimé nº 1......... 30 gr. Charpie bichlorurée............... 55 »

(Les paquets d'objets de pansement sont enveloppés dans du papier parcheminé.)

TROUSSES D'INFIRMIERS

Au moment de la mobilisation, chaque infirmier reçoit une trousse qu'il porte dans sa musette.

Les Trousses d'infirmiers renferment les instruments suivants:

1º Une paire de ciseaux droits mousses.
2º Une paire de ciseaux de Vezien.
3º Une pince à pansement à vis.
4º Un stylet porte-mèche.
5º Un stylet aiguillé.
6º Une spatule en acier poli.
7º Un rasoir.

OBJETS ACCESSOIRES

Les cantines médicales, les paniers de réserve, les musettes à pansement et les rouleaux de secours font partie du chargement de la voiture médicale régimentaire.

Mais certains objets portés en vrac complètent ce chargement, savoir :

1° Une bâche n° 1 pour brancards renfermant	Brancards avec bretelles............	Quatre
	Hampes pour fanions...............	Deux
	Fanions d'ambulance (1 tricolore et 1 portant la croix de la convention de Genève)................... .	Deux
2° Une bâche n° 2 pour brancards renfermant	Brancards avec bretelles..........	Quatre
3° Une caisse pour lanterne marine n° 1 renfermant	Lanterne à verre blanc.............	Une
	Burettes à huile de 500 grammes ...	Deux
	Paires de ciseaux à lampe...	Une
	Huile à brûler (litre).............	Un
	Mèches.........................	30 gr.
4° Une caisse pour lanterne marine n° 2 renfermant	Lanterne à verre rouge......... ...	Une
	Autres objets comme 3°.	
5° Un récipient à double fond renfermant	Paire de ciseaux à lampe	Une
	Huile à brûler (litres).............	Deux
	Mèches.........................	40 gr.
6° Objets en vrac	Bidon de 10 litres.................	Un
	Tonneau cerclé de 30 litres........	Un
7° Matériel accessoire	Bidons de 1 litre pour brancardiers.	
	Brassards pour brancardiers.	
	Brassards pour infirmiers.	
	(quantités variant suivant l'arme et le corps).	

PARTIE PHARMACEUTIQUE

Les astérisques * renvoient au Lexique.
Les substances dont le nom est encadré sont celles dont on ne doit se servir qu'avec prudence.
V. F. H. M. signifie « Voyez le Formulaire des hôpitaux militaires. »

ACÉTATE DE PLOMB CRISTALLISÉ

POISON

PROPRIÉTÉS : Sert à faire le sous-acétate de plomb liquide et remplace celui-ci en campagne.

CONTRE-POISON : Sulfate de magnésie ou de soude.

ACÉTATE (SOUS) DE PLOMB LIQUIDE
ou EXTRAIT DE SATURNE

POISON

ORIGINE : Solution de sels de plomb dans de l'eau distillée.

PROPRIÉTÉS : Astringentes*, résolutives.

USAGES : 20 gr. par litre d' « Eau blanche » en compresses contre entorses, luxations, contusions.

CONTRE-POISONS : Sulfate de soude ou de magnésie (15 grammes par litre) puis eau albumineuse.

ACIDE ACÉTIQUE CONCENTRÉ

PROPRIÉTÉS : Excitantes, antiseptiques, vésicantes.

USAGES : Ne s'emploie *qu'à l'extérieur*. On le fait respirer dans les cas de syncope ou de perte de connaissance. C'est là le seul cas où les infirmiers doivent s'en servir.

ACIDE ARSÉNIEUX

POISON

PROPRIÉTÉS : Altérantes*, anti-périodiques*.

USAGES : Ne se donne qu'en petits granules de un milligramme et sur l'ordre de MM. les Médecins.

ACIDE AZOTIQUE

POISON

PROPRIÉTÉS : Caustique* énergique.

USAGES : S'emploie pour découvrir l'albumine dans l'urine. Quelques gouttes versées dans de l'urine légèrement chauffée, y précipitent l'albumine.

CONTRE-POISONS : Eau tiède, Eau de savon.

ACIDE BORIQUE

USAGES : Est surtout employé comme antiseptique* dans les pansements, en poudre, en pommade ou en solution. Les lotions, lavages ou injections à l'acide borique se font à 1 partie d'acide pour 150 parties d'eau ; ainsi dosées ces préparations empêchent le développement des bacteries*. L'acide borique, s'emploie aussi en gargarismes contre l'angine pultacée

ou couenneuse à la dose de 15 gram. dans 500 gr.
d'eau.

CONTRE-POISON: Eau albumineuse, magnésie décar-
bonatée.

ACIDE CHLORHYDRIQUE

POISON

Mêmes contre-poisons que le précédent.

PROPRIÉTÉS : Caustiques*.

USAGES : S'emploie surtout pour préparer le collu-
toire chlorhydrique.

ACIDE CHROMIQUE CRISTALLISÉ

POISON

Composé chimique qui ne s'emploie *jamais* à l'intérieur

PROPRIÉTÉS, USAGES: Il jouit de propriétés caustiques*
cathérétiques. Dissous dans son poids d'eau il cons-
titue la « *Solution officinale d'acide chromique* » em-
ployée comme caustique contre les végétations, certaines tumeurs, etc. Dissous dans 3 fois son poids
d'eau, l'acide chromique est employé contre certaines ophtalmies ; dans 10 fois son poids d'eau
contre les démangeaisons des maladies de la peau.

ACIDE CHRYSOPHANIQUE*

ORIGINE : Est extrait de la poudre de la rhubarbe
officinale.

PROPRIÉTÉS ET USAGES : Il est doué de propriétés
purgatives, mais on l'emploie surtout en pommade
dans certaines affections* cutanées*, telles que le
psoriaris, l'herpès, etc.

Pommade à l'acide chrysophanique. Voir *Formulaire.*.

ACIDE TARTRIQUE

N'est pas très usité.

USAGES : Sert à faire l'eau gazeuze artificielle, l'eau de Sedlitz et cela concuremment avec le Bicarbonate de soude.

Entre dans la Potion antivomitive de Rivière V. F. H. M.

AGARIC AMADOUVIER ᴼᵁ AMADOU

ORIGINE : Est le tissu d'un champignon qui croît sur les frênes, les pommiers, les saules, etc.

PROPRIÉTÉS ET USAGES : Il s'emploie contre les hémorrhagies* de peu d'étendue ; dans ce cas on en forme un petit gâteau avec lequel on obstrue l'endroit par où s'échappe le sang. On peut aussi s'en servir comme d'une éponge.

En couches épaisses, il peut constituer une pelote compressive excellente.

ALCOOLAT DE CANNELLE

Mêmes propriétés et doses que « l'alcoolat de Mélisse composé ».

ALCOOLÉ AROMATIQUE

ORIGINE : Est obtenu par la macération de plantes aromatiques dans de l'alcool affaibli.

PROPRIÉTÉS : Résolutives, stimulantes*.

USAGES : S'emploie en compresses et lotions; se mèle utilement à l'eau blanche (15 gr. par litre).

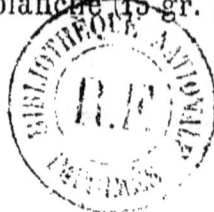

ALCOOLÉ DE CAMPHRE CONCENTRÉ

ORIGINE : Résulte d'une solution de camphre (v. ce mot) dans de l'alcool à 95°.

USAGES : Sert à faire l'*Alcool de camphre étendu.*

OBSERVATIONS : On ne doit pas se servir de cet alcoolé, tel qu'on le reçoit des hôpitaux militaires. Il faut au préalable, le diluer comme suit :

Alcoolé de camphre concentré.....	250 gr.
Alcool à 95°....................	340 »
Eau ....'...	410 »

Mêlez.

L'alcoolé de camphre *concentré* ne devra pas subir de modifications lorsqu'on s'en servira pour remplacer celui des cantines médicales.

ALCOOLÉ DE CAMPHRE ÉTENDU

PROPRIÉTÉS : Sédatives * Stimulantes *

USAGES : S'emploie en frictions, dans les entorses, luxations, contusions, etc.

OBSERVATIONS : Dans les pansements, on doit ne se servir que de cet *alcoolé de camphre étendu.*

ALCOOLÉ D'IODE

POISON

ORIGINE: Résulte d'une solution d'iode dans de l'alcool.

PROPRIÉTÉS ET USAGE : S'emploie à l'extérieur comme topique révulsif antiseptique*, modificateur et caustique*.

OBSERVATIONS : L'IODE est un métalloïde qui se trouve dans les eaux-mères des cendres de fucus, de varech, de mousses, dans les éponges, le foie des morues, etc.

CONTRE-POISON : Décoction d'amidon. Eau albumineuse.

Alcoolat de Mélisse composé

ORIGINE : Résulte de la distillation de la mélisse et de diverses écorces et semences aromatiques dans de l'alcool à 80°.

PROPRIÉTÉS : Cordiales*, stimulantes*.

USAGES ET DOSE : 5 à 8 grammes à l'intérieur pur ou en potion contre : Syncope*, Etourdissement, Indigestion, malaises, etc.

ALCOOLÉ D'EXTRAIT D'OPIUM

A dose élevée POISON

ORIGINE : Résulte d'une solution d'opium dans de l'alcool à 60°

PROPRIÉTÉS : Narcotiques*, calmantes.

USAGES ET DOSES : 15 à 20 gouttes contre : Insomnie, Diarrhée, Colique. (On ne doit dépasser cette dose que sur la prescription formelle des Médecins).

OBSERVATIONS : 50 gouttes de cet alcoolé représentent cinq centigrammes d'extrait d'opium.

L'OPIUM est le suc épaissi que l'on obtient en faisant des incisions à la tête du pavot blanc.

CONTRE-POISONS : Vomitifs, puis purgatifs.

Infusion de café, Tannin (V. ce mot).

ALCOOLÉS DE QUINQUINAS
Gris

ORIGINE : Résulte d'une macération de quinquina gris, dans de l'alcool affaibli.

PROPRIÉTÉS : Toniques* fortifiantes. (2 à 5 gr.)

OBSERVATIONS : Le Quinquina officinal est l'écorce d'un arbre qui croît au Pérou et au Chili.

C'est du Quinquina que l'on extrait la Quinine.

ALUN CALCINÉ

PROPRIÉTÉS ET USAGES : S'emploie à l'extérieur comme escharotique*, pour réprimer les végétations, les granulations, etc., les chairs fongueuses, les bourgeons charnus, les végétations, etc.

ALUN PULVÉRISÉ
ou Sulfate d'Alumine et de Potasse

PROPRIÉTÉS ET USAGES : S'emploie à la dose de 3 à 4 grammes còmme astringent* en lotions, gargarismes, collyres, etc.

On s'en sert aussi à l'intérieur dans les diarrhées rebelles et les hémorrhagies, et en insufflations dans certaines affections de l'œil.

AMMONIAQUE LIQUIDE

POISON à la dose de 2 grammes

PROPRIÉTÉS ET USAGES : S'emploie à l'intérieur à la dose de XV à XX gouttes dans de l'eau que l'on fait prendre par petites portions pour dissiper l'ivresse. — En cas de morsure d'animaux vénimeux ou de piqûre d'insecte, on touche la partie atteinte avec de l'ammoniaque.

On l'emploie aussi comme caustique*.

CONTRE-POISONS : Limonades tartrique ou citrique, Eau légèrement vinaigrée.

AZOTATE D'ARGENT CRISTALLISÉ

POISON

PROPRIÉTÉS : Caustiques, escharotiques.

USAGES : S'emploie en collyres et en injections.

OBSERVATIONS : Tenir les préparations à base de ce sel, dans des flacons teintés jaunes ou bleus, car la lumière décompose lesdites préparations.

CONTRE-POISONS : Eau albumineuse, Eau salée, Lait en quantité.

AZOTATE OU NITRATE DE POTASSE

SEL DE NITRE, SALPÊTRE

PROPRIÉTÉS : Diurétiques*.

DOSES : 1 à 4 grammes en potion ou en tisane.

BICARBONATE DE SOUDE

ORIGINE: Existe en dissolution dans beaucoup d'eaux minérales (Vichy, Vals, etc.)

PROPRIÉTÉS : Antiacides, digestives.

DOSES : 1 à 5 grammes par jour et plus.

OBSERVATIONS: Sert à faire l'eau gazeuse artificielle et la Potion antivomitive de Rivière V. F. H.M.

BISMUTH (sous-azotate de)

PROPRIÉTÉS : Antidiarrhéïques.

DOSES : De 2 à 5 grammes à prendre dans la journée et par fractions, contre la diarrhée.

OBSERVATIONS: Le Bismuth est un métal que l'on trouve en Bohême et dans la Saxe.

BORATE DE SOUDE ou BORAX

PROPRIÉTÉS : Fondantes, alcalines.

USAGES : S'emploie en collutoires et en gargarismes comme topique et sédatif dans plusieurs affections des muqueuses et de la peau V. F. H. M.

BROMURE DE POTASSIUM

ORIGINE : Obtenu par réaction du Brôme sur la Potasse hydrogène.

PROPRIÉTÉS : Sédatives, Antinerveuses (0,50 à 4 gr. par jour).

OBSERVATIONS : Ne pas confondre avec l'Iodure de Potassium.

CACHOU

ORIGINE : Retiré de divers arbrisseaux qui croissent dans les Indes.

PROPRIÉTÉS : Toniques, Astringentes

USAGES : S'emploie à la dose de 0,60 à 4 gr. dans la diarrhée et certaines affections de la gorge.

Il entre dans l' « Electuaire de Copahu composé » V. F. H. M.

CALOMEL OU PROTOCHLORURE DE MERCURE

USAGES : S'emploie à la dose de 30 à 60 centigrammes comme purgatif et vermifuge. — A l'extérieur pour le pansement d'affections cutanées* syphilitiques.

On l'emploie aussi en insuflations dans l'œil.

Capsules d'Huile éthérée de Fougère mâle

PROPRIÉTÉS : Contre le tœnia ou ver solitaire.

DOSE : 4 à 10 capsules que l'on administre en 2 fois.

OBSERVATIONS : Chaque capsule renferme 0,50 d'huile de fougère.

CAMPHRE

ORIGINE : Composé aromatique qui s'obtient en distillant à une douce chaleur la racine, les tiges et les branches d'un laurier, le *Laurus camphora*, qui croît au Japon.

PROPRIÉTÉS : Antispasmodiques*, Stimulant*, Diaphorétique*, Pour les préparations V. F. H. M.

CARBONATE DE SOUDE

USAGES ET DOSE : S'emploie surtout pour la préparation des Bains alcalins, 500 gr. par bain.

CATAPLASME LELIÈVRE

ORIGINE : Ces cataplasmes sont constitués par une mousse, le « Fucus crispus » qui a subi certaines préparations.

PROPRIÉTÉS : Emolientes, Adoucissantes.

OBSERVATIONS : Consulter la Notice du Dr Lelièvre, qui entoure chaque cataplasme.

Caustique à l'azotate d'argent fondu
ou PIERRE INFERNALE

POISON

USAGES : S'emploie seulement à l'extérieur pour cautériser diverses plaies et réprimer certaines végétations ou granulations.

CAUSTIQUE DE VIENNE

POISON. Ne s'emploie qu'à l'extérieur

PROPRIÉTÉS : Caustiques énergiques.

USAGES : S'emploie comme cathérétique. Pour s'en servir on délaye un peu de cette poudre avec de l'alcool à 95°; on applique ensuite la pâte ainsi formée à l'endroit voulu, avec soin.

CHLORATE DE POTASSE

PROPRIÉTÉS : S'emploie à l'intérieur à la dose de 1 à 5 grammes et en gargarisme de 4 à 10 gram. Contre l'angine, la gingivite mercurielle, dont il est un prophylactique* puissant, la stomatite ulcéro-membraneuse, etc. — Ce sel est bien plus soluble dans l'eau chaude que dans l'eau froide.

OBSERVATIONS : Le cas échéant, on doit pulvériser ce sel, seul, sans choc brusque et sans trituration car avec certaines matières il détonne violemment et devient dangereux.

CHLOROFORME

Poison Narcotique sans Contre-Poison connu

USAGES : N'est guère employé dans les Infirmeries que comme anesthésique* dans les affections dentaires. Dans ce cas, une goutte ou deux sur une boulette de coton à mettre dans l'oreille ou sur la dent malade.

CHLORURE DE CHAUX

PROPRIÉTÉS ET USAGES : Ne s'emploie qu'à l'extérieur à l'état naturel ou en solution comme désinfectant, antiseptique*. On le met sec, ou dissous dans des assiettes, qu'on laisse à demeure pour désinfecter les chambres des malades, les latrines, etc.

CHLORHYDRATE DE COCAÏNE

ORIGINE : Sel extrait de la Coca (Erytroxylon Coca) arbuste qui croît en Amérique.
PROPRIÉTÉS : Anesthésiques*.
S'emploie en solution, toujours à l'extérieur.

CHLORHYDRATE DE MORPHINE

POISON VIOLENT

ORIGINE : Sel extrait de l'opium.
OBSERVATIONS : Il n'est employé que par les Médecins eux-mêmes.
CONTRE-POISONS : Vomitifs : Tannin ; Café ; Thé.

COLLODION

ORIGINE : Résulte d'une solution de fulmi-coton dans un mélange d'éther et d'alcool.
PROPRIÉTÉS : S'emploie seulement à l'extérieur contre l'ecthyma, les brûlures légères et quelques plaies.
OBSERVATIONS : On ne doit jamais manipuler le collodion dans le voisinage d'une lumière ou d'un foyer allumé, à cause de l'éther dont l'évaporation peut amener de dangereuses explosions.

COPAHU

ORIGINE : Baume obtenu au moyen d'incisions prati-
quées sur le tronc d'un arbre d'Amérique le « Capaï-
fera officinalis ».

PROPRIÉTÉS : Antiblennorrhagiques.

USAGES : S'emploie à l'intérieur seul ou concurremment avec le Poivre Cubèbe avec lequel il forme
l' « Opiat de copahu et de cubèbe » V. F. H. M.

Émétique ou Tartrate d'Antimoine et de Potasse

POISON au-dessus de 20 centigrammes

PROPRIÉTÉS : Vomitif *dix fois* plus actif que l'Ipéca.
Dose: 5 à 10 centigrammes comme purgatif ; 5 à 15
comme vomitif. — A employer avec prudence, sur
l'ordre des Médecins.

CONTRE-POISONS : Tannin, Décoction de quinquina.

ÉTHER SULFURIQUE ALCOOLISÉ
ou liqueur d'Hoffmann

USAGES : S'emploie à l'intérieur à la dose de 1 à 4 gr.
en potion comme antispasmodique stimulant, exci-
tant.

OBSERVATIONS : Ne pas confondre avec l'éther sulfurique rectifié.

ÉTHER SULFURIQUE RECTIFIÉ

ORIGINE : Résulte d'un mélange d'acide sulfurique et
d'alcool.

PROPRIÉTÉS ET USAGES : On fait respirer l'éther dans

les cas de syncope*, de défaillance. On peut aussi en donner X gouttes à l'intérieur dans les mêmes cas et contre les crampes d'estomac.

OBSERVATIONS : On ne doit jamais déboucher l'éther dans le voisinage d'une lumière ou d'un foyer allumé.

FARINE DE LIN

USAGES : Sert à faire des cataplasmes émollients qui doivent être bien cuits et suffisamment humides.

FARINE DE MOUTARDE

USAGES : Sert à faire des cataplasmes rubéfiants peu employés et des bains sinapisés.

L'eau dans laquelle on met la farine de moutarde doit être seulement tiède.

GLYCÉRINE

ORIGINE : Est un corps neutre que l'on obtient en suite de la fabrication des bougies.

USAGES : La Glycérine des Infirmeries ne s'emploie guère qu'à l'extérieur comme adoucissant. — Elle sert à faire le « Glycéré d'amidon. »

GLYCÉRÉ DE SUCRATE DE CHAUX

ORIGINE : Résulte d'un mélange suivi de combinaison de chaux éteinte, de sucre, de glycérine et d'eau distillée.

PROPRIÉTÉS : S'emploie à l'extérieur, mélangé avec son poids d'huile d'olives, pour le pansement des brulûres et des plaies.

OBSERVATIONS : Étendu d'eau le Glycéré de Sucrate de chaux est un contre-poison de l'acide phénique.

GLYCYRRHIZINE DE ROUSSIN

ORIGINE. — USAGES : La Glyzine est un extrait de réglisse destiné à remplacer pendant les marches et en campagne, la tisane de réglisse — boisson ordinaire des malades. — 4 grammes de Glyzine font 10 litres de tisane.

GOUDRON DE BOIS

ORIGINE : Produit empyreumatique préparé avec le bois des conifères (pins, sapins, etc.).

PROPRIÉTÉS ET USAGES : Il s'emploie à l'intérieur comme styptique*, dans les affections catarrhales et à l'extérieur comme antiseptique et stimulant.
A l'intérieur : Solution officinale de goudron. } V. Form.
A l'extérieur : Pommade de goudron.

HUILE CAMPHRÉE

ORIGINE : Résulte d'une solution de camphre dans de l'huile d'arachide.

USAGES : S'emploie seulement pour l'usage *externe*, en frictions dans les douleurs rhumatismales, le lombago, etc.

On s'en sert aussi comme de corps gras pour faciliter le massage.

HUILE DE FOIE DE MORUE

ORIGINE : Est extraite du foie de divers poissons raie, morue, etc.

PROPRIÉTÉS : Reconstituantes, trophiques*.

OBSERVATIONS : L'huile de foie de morue doit ses propriétés surtout au brôme, à l'iode et au phosphore qu'elle contient.

HUILE DE CADE VRAIE

ORIGINE: Est le produit de la distillation à feu nu du bois d'une sorte de genèvrier le « Juniperus oxycédrus ».

USAGES: Elle s'emploie surtout à l'extérieur, en frictions, pure ou mélangée avec une autre huile contre la gale et diverses maladies de la peau.

HUILE DE RICIN

ORIGINE: Extraite par pression à froid des semences du Ricin, plante qui croit dans les pays chauds.

PROPRIÉTÉS: Purgatives.

DOSE: 30 à 40 grammes pour les adultes.

OBSERVATION: Le café chaud est un des meilleurs véhicules employés pour masquer la forme grasse et la saveur de l'huile de ricin.

IODOFORME

PROPRIÉTÉS, USAGES : Antiseptique puissant qui ne s'emploie qu'à l'extérieur, en topique pulvérulent ou en solution contre les plaies de mauvaise nature, les ulcérations vénériennes ou cancéreuses, le chancre mou, les ulcères variqueux, etc. — Solution dans le collodion au 1 dixième.

IODURE DE POTASSIUM

ORIGINE: Composé d'iode et de potasse.

PROPRIÉTÉS : Fondantes.

DOSES, USAGES : S'emploie à la dose de 50 centigr. à 1 gramme (quelques fois plus) par jour contre le goître ou les accidents syphilitiques.

OBSERVATIONS : Ne pas confondre avec le bromure.

IPÉCACUANHA

ORIGINE : Est la poudre de la racine du « Cephœlis Ipécacuanha », plante qui croît dans les forêts du Brésil.

PROPRIÉTÉS : Vomitives, Expectorantes.

DOSES : De 0,50 cent. à 2 grammes.

KERMÈS OFFICINAL
ou Sulfate d'Antimoine hydraté

ORIGINE : Résulte d'une combinaison de sulfure d'antimoine et de carbonate de soude,

PROPRIÉTÉS : Expectorant, diaphorétique.

USAGES ET DOSES : S'emploie contre les affections des bronches à la dose de 30 à 50 centigrammes en potion ou en suspension dans un liquide approprié.

OBSERVATIONS : Eviter de dépasser la dose indiquée car il agirait alors comme vomitif.

Recommander aux malades de bien agiter les préparations liquides au Kermès, avant de les prendre car celui-ci étant un sel métallique, dépose très rapidement.

LAUDANUM DE SYDENHAM
Ou Vin d'Opium Composé

ORIGINES : Résulte d'une macération d'extrait d'opium et de safran dans du vin de Banyuls.

PROPRIÉTÉS : Calmantes, Narcotiques.

DOSES, USAGES : X à XV gouttes à l'intérieur dans la diarrhée, les coliques ou contre l'insomnie.

OBSERVATIONS: Le Laudanum ne s'emploie qu'à l'intérieur; on doit lui préférer l'alcoolé d'extrait d'opium plus actif et moins cher. 25 gouttes de Laudanum contiennent 5 cent. d'extrait d'opium. Au dessus de 1 gr. 50 c'est un POISON narcotique.

CONTRE-POISON : Tannin, Solution d'Iod. de potasse, Café.

PERCHLORURE DE FER LIQUIDE

USAGES : Le perchlorure de fer qui entre dans nos approvisionnements est employé contre les hemorrhagies. Dans ce cas on en donne 10 à 15 gouttes à boire dans un peu d'eau.

On le mêle aussi à l'eau dans des proportions plus fortes, et on en imbibe des compresses, de la charpie, avec lesquelles on obstrue l'endroit par où s'échappe le sang.

OBSERVATIONS : Dans ce dernier cas, ne pas abuser du perchlorure de fer qui par son action hemostatique *puissante* a des inconvénients et pour le malade qui peut voir son mal s'aggraver et pour le médecin auquel l'examen de la plaie est devenu plus difficile après l'application d'une trop grande quantité de perchlorure.

PILULES D'EXTRAIT D'OPIUM

OBSERVATIONS : Les pilules expédiées par les hôpitaux militaires sont dosées à 5 centigrammes.

On ne doit pas en donner plus d'une à la fois.

Mêmes propriétés que les autres opiacés, — contre l'insomnie.

PILULES DE PROTOIODURE DE MERCURE

A haute dose, Poison violent

PROPRIÉTÉS : Antisyphilitiques.

DOSE : 1 à 4 pilules suivant les indications du médecin.

OBSERVATIONS : Ne jamais surpasser les doses indiquées. Ces pilules sont dosées à 25 milligrammes de sel mercureux chacu ne.

Elles amènent assez rapidement la salivation.

PILULES DE SULFATE DE QUININE

PROPRIÉTÉS : Fébrifuges*.

DOSES : 2 à 10 pilules par jour.

OBSERVATIONS : Chaque pilule contient 10 centigr. de sulf. de quinine.

La Quinine est le principe actif du quinquina.

Les pilules reçues des hôpitaux militaires doivent servir à remplacer celles des cantines médicales, quand ces dernières commencent à devenir jaunes et cassantes.

POIVRE CUBÈBE

ORIGINE : Poudre du fruit du « Cubeba officinalis » sorte de poivrier qui est cultivé à Java.

USAGES : S'emploie seul ou concurremment avec le Copahu, dans le traitement de la blennorrhagie.

DOSE : 10 à 20 gr. par jour, en deux fois.

POMMADE ANTIPSORIQUE
Ou D'HELMERICH

USAGE : S'emploie contre la gâle.

OBSERVATIONS : Le traitement de la gâle consiste en deux frictions ; la première doit être précédée d'un bain tiède, additionné de 70 gr. de savon vert et d'une durée de 3/4 d'heure ; la seconde est faite 5 ou 6 heures après et doit être suivie d'un bain tiède.

RHUBARBE

ORIGINE : La Rhubarbe est la poudre de la tige du « Rheum officinale » plante qui croît en Asie.

PROPRIÉTÉS : Toniques à faible dose (0,50 à 1 gram.)

Purgatives à dose plus forte (1 à 4 grammes).

SALYCILATE DE SOUDE

PROPRIÉTÉS, USAGES : La salicylate de soude s'emploie contre les affections rhumatismales à la dose de 2 à 6 grammes par jour en solution suivant les indications du médecin.

SILICATE DE POTASSE

USAGES : S'emploie seulement à l'extérieur.

Sert à faire les bandages inamovibles pour la contention des fractures et l'immobilisation des articulations mobiles.

SOLUTION ARSÉNICALE au 1000ᴱ

OBRERVATIONS : Cette liqueur qui a les mêmes propriétés que les granules d'acide arsénieux est dosée

à 1 milligramme d'arsenic pour 1 gramme de liquide. Dix grammes renferment donc un centigramme de substance active.
Ne se donne que sur l'ordre des Médecins.

SOLUTION PHÉNIQUÉE
CONCENTRÉE

POISON

USAGES : S'emploie pour faire les solutions faibles d'acide phénique ou *eaux phéniquées*.

OBSERVATIONS : 2 centimètres cubes de cette solution renferment 1 gramme d'acide phéniquée. Donc, pour faire par exemple de l'eau phéniquée au 100ᵉ il faut ajouter à nn litre d'eau 20 centimètres cubes de solution concentrée, etc.
L'acide phénique est un dérivé de la houille.

CONTRE-POISONS : Provoquer les vomissements. puis administrer de l'huile d'olives ou d'amandes douces, additionnée d'huile de ricin.

SOLUTION DE SUBLIMÉ AU 10ᴱ

POISON VIOLENT
Ne s'emploie qu'à l'extérieur

PROPRIÉTÉS : Antiseptique puissant.

CONTRE-POISONS : Eau albumineuse, eau tiède, vomitifs, purgatifs.

OBSERVATIONS : Un centimètre-cube de cette solution renferme 1 décigramme de sublimé.
Elle sert à faire les solutions faibles pour pansements antiseptiques' (10 grammes de solution pour 1 litre d'eau ou plus, suivant les indications). Ne se servir de cette solution qu'avec la plus grande prudence.

SOLUTION DE SULFATE DE QUININE

ORIGINE : Le sulfate de quinine est retiré du quinquina.
PROPRIÉTÉS : Fébrifuges*.
OBSERVATION : La solution expédiée par les hôpitaux
militaires est au 20ᵉ c'est-à-dire que 20 gr. de cette
liqueur renferment 1 gramme de sulf. de quinine.
DOSES : 10 à 20 grammes en une ou 2 fois.

SOLUTION DE VAN SWIETEN

à dose élevée, Poison violent

ORIGINE : Résulte d'une solution de Sublimé corrosif
ou bichlorure de mercure, dans de l'eau distillée.
PROPRIÉTÉS : Antisyphilitique puissant.
DOSES : 10 à 20 grammes de solution par jour. (Ne
jamais surpasser les doses indiquées par le médecin.)
OBSERVATIONS : 10 centimètres cubes de la solution
renferment un centigramme de sublimé.
La Solution ou Liqueur de Van Swieten est exclusi-
vement réservée pour l'usage *interne*. Pour l'usage
externe on se sert des solutions faibles, faites avec
la Solution mère de Sublimé que les hôpitaux nous
envoient et qui est teintée en *violet*.

SUBLIMÉ CORROSIF

ou Bichlorure de Mercure

POISON VIOLENT

Médicament *très-dangereux* dont l'administration exi-
ge la plus grande prudence. — Entre dans la composition de la liqueur de Van Swieten.
CONTRE-POISONS : Eau albumineuse, eau tiède. Vomi-
tifs-purgatifs.

SULFATE D'ATROPINE

POISON VIOLENT, retiré de la Belladone

S'emploie à l'extérieur en collyres.

Cette substance ne doit être manipulée que par les médecins eux-mêmes.

CONTRE-POISONS : Solution de Tannin ; charbon animal.

SULFATE DE MAGNÉSIE

PROPRIÉTÉS : Purgatives.

DOSES : De 30 à 45 grammes, en une fois.

SULFATE DE CUIVRE

POISON

PROPRIÉTÉS : Styptiques (à l'extérieur).

USAGES: S'emploie en collyres ou sous forme de crayon dans certaines affections de l'œil et dissous dans 32 fois son poids d'eau, en injections contre la blennorrhagie.

Le sulfate de cuivre est connu sous le nom de « Vitriol bleu ».

CONTRE-POISON : Eau albumineuse, Lait.

SULFATE DE ZINC FONDU

POISON

USAGES : Ne s'emploie qu'à l'extérieur, en collyres — ou en injections.

CONTRE-POISONS : Lait en quantité ; eau albumineuse.

TANNIN OU ACIDE TANNIQUE

ORIGINE : Se retire de certains végétaux et en particulier de la noix de Galle.

PROPRIÉTÉS : Astringentes*, Hémostatiques*.

USAGES : S'emploie en pommades, injection, collyre dans le pansement des plaies, etc., etc.

OBSERVATIONS : Le Tannin est le meilleur contre-poison, de certaines substances près desquelles il est indiqué dans ce tableau.
Un décigr. à 2 gram. en solution, dans ces cas.

Tartrate de Fer et de Potasse

PROPRIÉTÉS ET USAGES : Bon ferrugineux qui s'emploie à l'intérieur comme fortifiant dans l'anémie, la chlorose, etc.

DOSES : de 50 centigrammes à 1 gramme par jour en solution dans de l'eau distillée.

VASELINE

ORIGINE : La Vaseline est extraite des résidus de la distillation du pétrole d'Amérique.

OBSERVATIONS : La Vaseline s'emploie au pansement des plaies et à la confection des pommades. Elle ne rancit pas à l'air ; c'est pour cela qu'on la préfère à l'axonge dans les approvisionnements de l'armée.

Vésicatoire ou Emplâtre Vésicant

ORIGINE : Est constitué par un mélange intime de différentes résines avec la poudre de cantharides.

NOTA. — Les Cantharides sont des mouches qui vivent sur les lilas et les frênes, dans certains pays chauds et qui contiennent un principe vésicant et très vénéneux.

THAPSIA

(Sparadrap révulsif de Thapsia)

ORIGINE : Le Thapsia est une résine extraite de l'écorce des racines du « Thapsia garganica » qui croît en Algérie.

PROPRIÉTÉS : Irritantes, révulsives.

OBSERVATIONS : Le *thapsia* que nous employons est un tissu enduit d'un mélange de cire, de poix, de térébenthine, etc. et de *résine de thapsia.

FORMULAIRE

Nous n'avons placé ici que les formules les plus usuelles, mais on consultera toujours avec fruit le *Formulaire des Hôpitaux miii-taircs*, qui existe dans toutes les infirmeries et contient tontes les formules dont on peut avoir besoin.

Collyre à l'azotate d'argent.	Azotate d'argent..... 5 centigrammes. Eau distillée .... 30 grammes. *Faites dissoudre et mettez en flacon teinté.*
Collyre au sulfate d'atropine	Sulfate d'atropine.... 10 centigrammes. Eau distillée........ 20 grammes. *Faites dissoudre.*
Collyre au sulfate de zinc	Sulfate de zinc...... 5 décigrammes Eau distillée........ 125 grammes. *Faites dissoudre.*

Collutoire chlorhydrique	Acide chlorhydrique.... 4 grammes. Miel ou glycérine ..... 25 grammes. *Mêlez.*

Eau phéniquée 5 %	Solution à 50 % ...... 100 grammes. Eau. Quantité suffisante pour un litre.
Eau blanche.	Sous-acétate de plomb liquide.. 10, 15 ou 20 gr. Eau. Quantité suffisante pour 1 litre. On peut ajouter : Alcoolé aromatique, . 10 gr.

Gargarisme mercuriel	Liqueur de Van Swieten.......... 50 gr. Eau.............................. 70 — *Mêlez.*
Glycéré d'amidon	Amidon pulvérisé................ 10 gr. Délayé dans : Eau............... 10 — Ajoutez : Glycérine officinale...... 130 —

Faites chauffer en remuant continuellement jusqu'à consistance de gelée.

Injection à l'azotate d'argent	Azotate d'argent cristallisé..... 5 centigr. Eau distillée........ ...... 100 gram. *Faites dissoudre et mettez en flacon teinté.*

Injection au sulfate de zinc	Sulfate de zinc fondu........ 50 centigr. Eau distillée................. 100 gramm. *Faites dissoudre.*
Injection au tannin	Tannin..................... 1 gramm. Eau distillée.......... .... 100 — *Faites dissoudre.*
Injection à l'acétate de plomb	Acétate de plomb cristallisé... 1 gramm. Eau distillée... .... 100 — *Faites dissoudre.*

Pommade à l'acide chrysophanique	Acide chrysophanique........ 1 gramm. Délayez avec quelques gouttes d'éther et ajoutez : Vaseline........... 5 gramm.
Pommade au calomel	Calomel.................... 3 gramm. Vaseline .... 30 — *Mélangez intimement.*
Pommade au goudron	Goudron.................... 5 gramm. Vaseline.................... 40 — *Mélangez intimement.* On peut doubler la dose de goudron sur l'ordre des médecins.
Pommade au tannin	Tannin..................... 3 gramm. Dissolvez dans la plus petite quantité d'eau possible et incorporez à: Vaseline. 30 gr.
Pommade à l'iodure de potassium	Iodure de potassium.......... 5 gramm. Faites dissoudre dans le moins d'eau possible et incorporez à : Vaseline.... 30 gramm.
Pommade à l'acide borique	Acide borique.............. 1 gramm. Pulvérisez très-finement et mé- langez intimement à Vaseline.................... 20 gramm.

| Solution de cocaïne | 1º Pour ophtalmologie :
Chlorhydrate de cocaïne... 50 centigramm.
Eau distillée............. 10 grammes.
Faire dissoudre.
2º Pour usages chirurgicaux :
Solution un peu plus concentrée que la pré.
cédente. |

ESSAI SOMMAIRE DES URINES

Les Infirmiers ont parfois à rechercher, sur l'ordre des médecins, si l'urine des malades renferme de l'albumine, parfois du sucre. Beaucoup ne savent à quoi s'en tenir à ce sujet ; nous avons donc cru ajouter ceci à notre « Memento ».

1º Pour déceler *l'albumine*. — Si l'on porte à l'ébullition une urine albumineuse, il se produit un trouble plus ou moins intense.

Ce précipité est *insoluble*, par l'addition d'un peu d'acide azotique.

L'acide azotique précipite l'albumine que contient l'urine, mais il ne faut ajouter cet acide à l'urine très légèrement chauffée, que goutte à goutte.

Il faut cependant noter que l'acide azotique produit également un précipité dans l'urine des malades qui prennent du copahu, du cubèbe et autres médicaments résineux, sans que cette urine, bien entendu, contienne de l'albumine.

2º Pour déceler la présence du sucre : L'urine *sucrée* est généralement pâle et mousse par l'agitation.

En s'évaporant elle laisse un résidu blanchâtre exhalant une odeur acide, de sorte que lorsque quelques gouttes d'urine tombent sur les vêtements, il en résulte des taches blanchâtres très visibles que ni la brosse ni la benzine ne peuvent enlever complètement; mais que l'eau peut dissoudre.

N. B. — Nous nous bornons à ces quelques lignes, les recherches ayant un caractère chimique ne rentrant point dans les attributions des infirmiers régimentaires.

Il est évident qu'on ne saurait se baser sur des essais aussi sommaires, mais ils peuvent suffire pour éveiller l'attention et alors les Médecins agissent en conséquence.

TISANES

Les Tisanes sont destinées à servir de boisson habituelle aux malades ou à introduire dans l'économie des substances médicamenteuses.

On prépare les Tisanes, par INFUSION, par DÉCOCTION et par MACÉRATION

Celles par INFUSION se font en versant l'eau bouillante sur les substances végétales. Se préparent ainsi les Tisanes de :

GUIMAUVE (10 gr. de fleurs par Infusion de 1 litre).
THÉ HYSWEN (5 gr. par litre d'infusion.
CAMOMILLE (5 gr. par litre d'infusion).
SUREAU (10 grammes par litre).
TILLEUL (10 gr. plus 10 gr. de Réglisse par litre).
ESPÈCES AMÈRES (5 gr. par litre).

Les Tisanes sont faites par DÉCOCTION, en faisant bouillir pendant un certain temps, les substances dans l'eau. Se préparent ainsi les Tisanes de :

GRAINES DE LIN (15 gr. par litre de Tisane).
ORGE MONDÉ (15 gr. plus 8 de réglisse pour un litre).
RIZ (15 grammes par litre de Tisane).
GUIMAUVE (racines) (10 à 15 gr. par litre).

Les Tisanes se font enfin par MACÉRATION, c'est-à-dire sans l'action de la chaleur. La MACÉRATION est une infusion faite dans l'eau froide mais qui dure en moyenne six heures.

Se prépare ainsi la Tisane de :

RAC. DE RÉGLISSE (6 gr. par litre de Tisane).

MÉDICAMENTS

Contenus dans les Sacs et les Sacoches

Agaric amadouvier ou amadou (*Hémorrhagies*).
Alcool camphré (*Entorses, luxations, contusions*).
Ammoniaque liquide (*Ivresse 10 gouttes. Ext.: Piqûres*).
Ether sulfurique (*Syncope, 10 gouttes à l'intérieur*).
Glycérolé d'amidon (*Pansement des plaies*).
Vin d'Opium ou Laudanum* (*10 gouttes, diarrhée, colique*).
Perchlorure de fer liquide (*Hémorrhagie 10 gouttes*)
  et compresses)
Chloroforme (*Utilisé par les médecins eux-mêmes*).
Emétique (V. ce mot). *Utilisé par les médecins eux-mêmes.*

MÉDICAMENTS

Contenus dans la Cantine n° 1.

Acice acétique concentré. (*Syncope, faire respirer*).
Acide phénique (solution à 50 0/0). (*Eau phéniquée*).
Acétate de Plomb cristallisé.
Alcoolé de camphre concentré.
Alcoolé d'extrait d'opium. (*10 à 15 gouttes, Coliques,
  Diarrhés, Insomnies*).
Amadou.
Ammoniaque liquide.
Chloroforme.
Collodion.
Cataplasmes Lelièvre.
Ether sulfurique.
Extrait d'opium* (pilules d')
Glycérolé d'amidon. (*Plaies, excoriations*).
Glyzine (*En tisane pendant les marches*).
Nitrate d'argent fondu.
Perchlorure de fer liquide.
Pilules de sulfate de quinine.
Poudre d'Ipécacuanha.
Protochlorure de mercure au Calomel.
Sinapismes (*Voir sur la boîte la manière de s'en servir.*
Sous azolate de Bismuth.

Sulfate d'alumine et de potasse.
Sulfate de Magnésie.
Tartrate d'antimoine et de potasse ou Emétique*.
Thé hyswen.

MÉDICAMENTS

Contenus dans le panier n° 1.

Alcool de camphre concentré.
Cataplasmes Lelièvre.
Collodion.
Glycérine.
Glyzine.
Papier Sinapisé.
Poudre d'Ipécacuanha.
Sulfate d'alumine et de potasse ou Alun pulvér.*
Sous azotale de Bismuth.*
Sulfate de Magnésie.

NOTA. — Le nom de ces médicaments est cité ici pour mémoire.

Pour être fixé sur leurs propriétés et leur mode d'emploi, il est indispensable de se reporter au texte du « Memento ».

Les médicaments à plusieurs appellations seront retrouvés sous celle qui porte un astérisque.*

LEXIQUE

ALTÉRANT. — Médicament qui change l'état des solides et des liquides, sans provoquer d'évacuations et d'une manière insensible.

ANESTHÉSIQUE. — Qui provoque l'insensibilité de la partie avec laquelle il est mis en contact,

ANTIPÉRIODIQUE. — Qui est propre à combattre les maladies *périodiques*, telles que certaines fièvres, certaines hémorrhagies, etc.

ANTISEPTIQUE. — Qui prévient la putréfaction où décomposition des corps, des plaies, etc.

ANTISPASMODIQUE· — Qui est propre à combattre les spasmes ou contractions involontaires et convulsives des muscles, des nerfs.

ASTRINGENT. — Qui est propre à resserer les tissus. Qui diminue ou arrête une évacuation quelconque en resserrant les orifices par lesquels elle s'opère.

BACTÉRIES Animalcules très petits qui amènent bientôt l'infection, la destruction des tissus qu'ils habitent. Les bactéries, en langage vulgaire, sont plus connus sous le nom de *microbes*.

CAUSTIQUE. — Qui altère ou désorganise les chairs en détruisant leurs tissus.

CORDIAL. — Qui est propre à relever l'action du cœur, à donner des forces, du courage.

CUTANÉ. — Qui appartient à la peau.

DIAPHORÉTIQUE. — Médicament qui favorise la transpiration.

DIURÉTIQUE. — Qui a la propriété d'augmenter la sécrétion de l'urine.

ESCHAROTIQUE. — Substance qui, appliquée sur une partie vivante, l'irrite violemment, le désorganise et y forme une *escarre*, ou croûte noirâtre.

HÉMORRHAGIE. — Ecoulement du sang, hors des vaisseaux qui doivent le contenir.

HEMOSTATIQUE. — Qui est propre à arrêter l'hémorrhagie.

NARCOTIQUE. — Qui assoupit, qui produit le sommeil.

PROPHYLACTIQUE. — Qui est propre à prévenir le développement d'une maladie.

SÉDATIF. — Qui calme la douleur.

STIMULANT. — Qui exite l'action organique des divers systèmes de l'économie.

STYPTIQUE. — Substance qui jouit de propriétés *astringentes, hémostatiques*.

SYNCOPE. — Perte subite et momentanée de la connaissance, de la sensibilité et du mouvement.

TONIQUE. — Qui donne du ton, de l'activité aux organes.

TROPHIQUE. — Qui nourrit, fortifie.

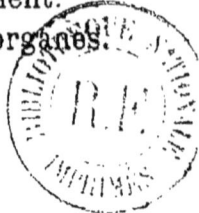

NOTES PERSONNELLES